L'ANESTHÉSIE EN CHIRURGIE

Anciennes et Nouvelles Méthodes

COMMUNICATION DE M. LE Dr HENRY LARDENNOIS

Chargé du Cours de Clinique Chirurgicale
à l'École de Médecine.

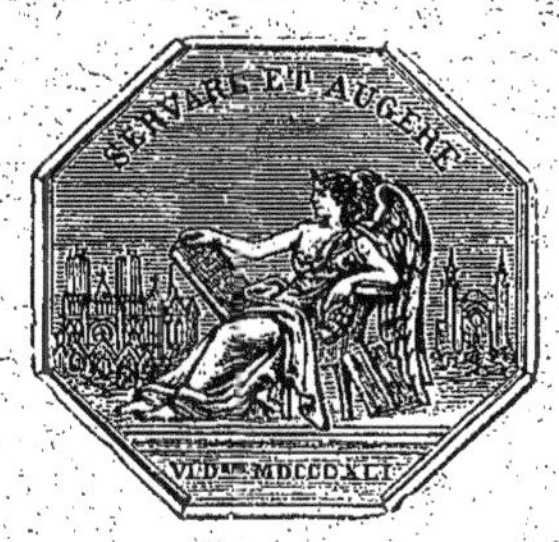

REIMS

LUCIEN MONCE, IMPRIMEUR DE L'ACADÉMIE

75, rue Chanzy, 75

1909

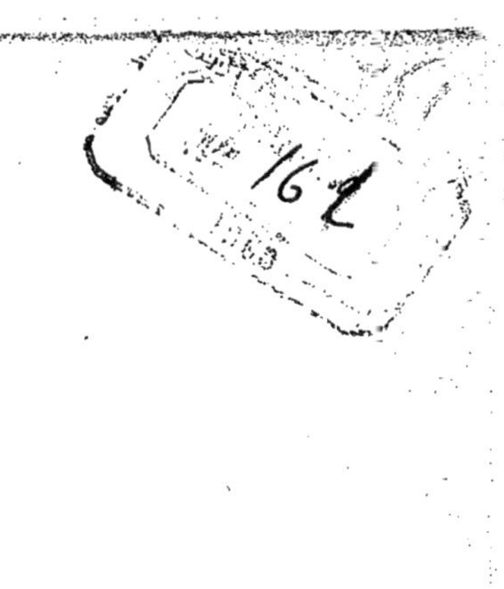

L'ANESTHÉSIE EN CHIRURGIE

Anciennes et Nouvelles Méthodes

Communication de M. le Dr Henry LARDENNOIS

Chargé du Cours de Clinique Chirurgicale
à l'École de Médecine.

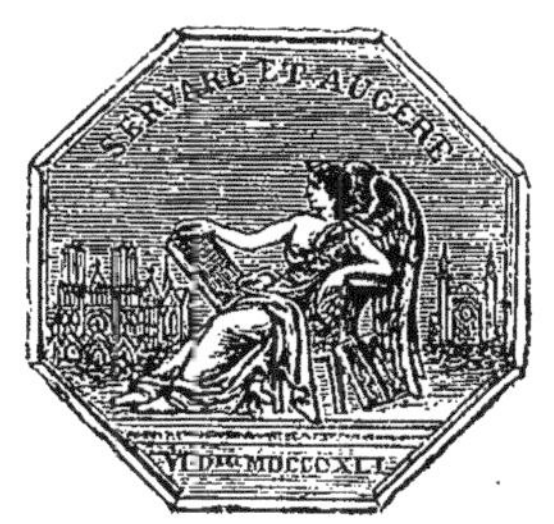

REIMS

LUCIEN MONCE, IMPRIMEUR DE L'ACADÉMIE

75, rue Chanzy, 75

1909

Extrait du Tome CXXV

des Travaux de l'Académie de Reims,

(Tirage à 400 exemplaires)

L'Anesthésie en Chirurgie

Anciennes et nouvelles Méthodes

Communication de M. le Dr Henry LARDENNOIS, Membre titulaire.

Le merveilleux développement de l'art chirurgical à la fin du siècle dernier, est dû à trois grandes découvertes presque simultanées : l'anesthésie, l'hémostase et l'antisepsie.

L'hémostase, c'est l'art d'arrêter et de supprimer l'hémorrhagie, cette complication immédiate et si redoutable de toute opération.

L'antisepsie nous permet de conjurer les complications d'infection et de suppuration des plaies.

Mais, même avec la certitude de pouvoir éviter les hémorrhagies et les accidents infectieux, notre champ d'action resterait bien limité et bien réduit, si nous ne pouvions en même temps procurer à nos malades l'anesthésie, c'est-à-dire la suppression temporaire de la sensibilité et de la douleur.

> Plutôt souffrir que mourir,
> C'est la devise des hommes,

disait le bon La Fontaine. Nos contemporains, plus heureux, peuvent espérer ne pas mourir ni même souffrir.

Le chirurgien von Esmark a raconté dans ses mémoires quel bonheur inespéré et inattendu fut pour la pauvre humanité, cette admirable découverte, ce merveilleux sommeil qui supprimait, en même temps que l'angoisse et la souffrance de l'opéré, la contrainte et le souci de l'opérateur, préoccupé avant tout jusque-là, par la nécessité de maintenir un malade hurlant et convulsé, et d'aller vite, très vite, toujours plus vite.

Les premiers anesthésiques furent des anesthésiques généraux. Ils sont absorbés par inhalation de vapeurs, et introduits ainsi dans la circulation. Lorsqu'ils se trouvent dans le sang sous une certaine tension, ils agissent sur les centres nerveux par une intoxication partielle et graduée, qui les stupéfie et supprime toute sensation, toute réaction, tout mouvement, sauf les mouvements indispensables de la vie organique.

C'est en 1847, que Simpson d'Edimbourg employa chez l'homme le chloroforme, découvert quelques années auparavant par le Français Soubeyran.

Son procédé se généralisa peu à peu. Ce fut bientôt un engouement universel. La reine d'Angleterre, la reine Victoria elle-même, eut recours au bienfaisant anesthésique. Sa gracieuse Majesté eut beaucoup d'enfants. Elle voulut toutefois, au grand scandale des puritains, éluder pour sa part la malédiction édictée spécialement pour toutes les filles d'Eve à l'expulsion du paradis terrestre.

> Et la garde qui veille aux barrières du Louvre
> N'en défend pas.... « les reines mères ».

En pareil cas, on use d'une méthode un peu différente : c'est le « chloroforme à la reine ».

A côté du chloroforme, d'autres chirurgiens se servirent de l'éther ; d'autres, de mélanges en proportions variables d'éther, d'alcool et de chloroforme, selon diverses formules dont les plus connues sont celles de Bilroth ou de Schleicht.

Malheureusement, cette anesthésie générale n'est pas sans présenter des inconvénients et des dangers.

En présence des bienfaits de la méthode et du service rendu, on ne voulait pas tenir compte de tous ces ennuis.

Grâce à de multiples précautions, avec le concours d'un aide attentif et expérimenté, les accidents graves de syncope pouvaient être la plupart du temps évités, et on se résignait, faute de mieux, aux troubles gastriques, aux vomissements, aux lésions cardio-pulmonaires qui suivent parfois la chloroformisation ou l'éthérisation.

On s'attachait surtout à perfectionner d'abord l'hémostase et l'antisepsie.

Cinquante ans après Simpson, les chirurgiens employaient encore son procédé.

Mais dans ces derniers temps, la technique chirurgicale a fait de tels progrès, les autres dangers sont tellement réduits au minimum, que dans beaucoup d'interventions, ce qui nous paraît le plus redoutable, c'est le chloroforme.

On a donc cherché, soit à perfectionner les vieilles méthodes, soit à trouver un meilleur procédé plus rapide, moins nocif, ayant une action moins déprimante sur l'organisme.

L'exposé de toutes ces recherches intéresse non seulement le médecin, mais tous les curieux de science, tous ceux que passionne notre lutte incessante et tenace contre la maladie, et contre la mort.

Notre Confrère, le Dr Seuvre, a déjà condensé dans un petit travail très utile à consulter, les résultats et les conclusions de sa longue pratique d'anesthésiste.

Pour augmenter la sécurité de la chloroformisation on a imaginé une série de masques avec réservoirs à dosage automatique.

Dans un compte rendu sur les hôpitaux de Londres, j'ai décrit et figuré en 1905, l'ingénieux appareil de Vernon Harcourt que j'ai vu utiliser par les Anglais. C'est en somme un petit carburateur à barbottage où se forme en proportions définies, le mélange d'air et de vapeurs chloroformiques. Ricard s'est inspiré du même principe pour construire son appareil.

Depuis, nous avons vu naître successivement, je ne dis pas naître et mourir, ceux de Roth Drœger et Giuglielmetti qui donnent un mélange de chloroforme et d'oxygène, puis ceux de Reynier, Monprofit, Halluin et d'autres encore, débitant un mélange d'air et de chloroforme. Celui d'Ombredanne réunit un ensemble d'éther, d'air et d'acide carbonique expiré par le malade. Contrairement à ce qu'on pourrait croire, l'acide carbonique est peut-être le meilleur et le moins dangereux des poisons narcotiques.

La multiplicité même de ces appareils et les améliorations que l'on cherche à y apporter, montrent d'ailleurs que de ce côté, on n'a pas atteint la perfection.

Tout récemment, un des assistants du célèbre professeur Bier de Berlin a imaginé de diminuer la dose nécessaire de l'anesthésique par un artifice fort original.

Le chloroforme imprègne le système nerveux, par l'intermédiaire du sang qui le baigne, et seulement, lorsqu'il est dissous dans la masse sanguine tout entière, en certaine proportion.

Si l'on diminue la quantité de la masse sanguine, en isolant une partie du sang dans les membres inférieurs, par exemple, au moyen d'un lien circulaire posé à leur racine, la saturation de ce qui reste sera plus rapide. De plus, en cas d'accident par excès d'anesthésique, il suffit de libérer ce sang retenu en réserve. Il ira par un rapide mélange diluer le poison et le rendre inoffensif.

Cette ligature momentanément placée à la racine des membres paraît assez bien supportée.

Depuis quelques mois, Mombourg, de Spandau, ne craint pas d'ailleurs de placer un lien élastique à la taille de l'opéré, pour comprimer l'aorte abdominale elle-même, et empêcher la circulation de toute la partie inférieure de l'organisme.

En pareil cas, il suffit de donner au patient, le chloroforme goutte à goutte. L'intoxication est réduite au minimum, et les troubles gastriques sont supprimés.

Faut-il chercher de nouveaux anesthésiques ? Les Anglais utilisent souvent pour le début le *protoxyde d'azote*, qu'ils nomment gaz hilarant, ou simplement « le gaz ». C'est un gaz malheureusement, qu'il faut conserver sous pression, dans un obus de fonte comparable aux obus Michelin d'air comprimé, pour le gonflement des pneumatiques.

Certains chirurgiens ont conseillé le *bromure d'éthyle*. Il n'expose pas à l'anémie cérébrale et à la syncope comme le chloroforme ; le patient peut rester assis, ce qui facilite beaucoup certaines interventions sur les amygdales ou les végétations adénoïdes, mais son action est trop rapide et fugace pour une longue opération.

On commence donc par le bromure d'éthyle et on continue par l'éther et le chloroforme.

Un corps voisin du *bromure d'éthyle*, le *chlorure*

d'éthyle, était employé pour l'anesthésie locale. Projeté en pulvérisations, il produisait, par son évaporation rapide, une réfrigération intense et une insensibilité momentanée.

En 1896, dans la vieille ville allemande d'Hildesheim, un dentiste nommé Thiesing pulvérisait du chlorure d'éthyle sur la gencive d'un bon bourgeois, pour pratiquer l'extraction « sans douleur » qu'il avait promise. Et il fut bien surpris, car, pour une fois, il n'avait pas menti, il avait fait mentir le proverbe. La dent avait été extraite sans cris, sans lutte, sans exclamations ! Le patient, ayant largement absorbé les vapeurs de chlorure d'éthyle, paraissait profondément endormi. Un nouvel anesthésique avait été trouvé, qui passa bientôt du modeste cabinet du dentiste dans la salle d'opérations du professeur von Hacker, d'Insbrück.

Le chlorure d'éthyle présente des qualités incontestables pour les interventions de courte durée.

L'anesthésie n'est pas désagréable, et surtout elle est extrêmement rapide. En dix secondes, à la troisième inspiration, le malade est endormi. Aussitôt le masque éloigné, il se réveille comme d'un sommeil naturel, sans malaise, sans trouble gastrique, et il peut reprendre ses occupations.

Ce qui est remarquable, c'est la rapidité de l'anesthésie.

Dans les faits-divers des journaux, on voit parfois relatés des vols appelés à tort « vols au chloroforme ».

Une pauvre petite femme se trouve seule dans une chambre ou dans un wagon de chemin de fer. Arrive soudain un vilain monsieur qui lui applique brusquement sur le visage un mouchoir imbibé d'anesthésique.

Elle tombe en léthargie et quand elle se réveille elle est
dévalisée. Adieu, bijoux et porte-monnaie.

Une anesthésie aussi précipitée, sans lutte, sans pos-
sibilité de défense, ne peut être obtenue avec le chloroforme ; les pickpockets sont gens instruits ; il connais-
sent les vertus du chlorure d'éthyle.

Pour supprimer l'aide chargé de l'anesthésie, on a
pensé aussi à injecter avant chaque opération à l'aide
d'une petite seringue de Pravaz une quantité bien déter-
minée de narcotique.

Il y a une dizaine d'années, j'expérimentais sur les
chiens, une opération nouvelle de chirurgie intestinale,
et naturellement je les faisais bénéficier de l'anesthésie.

Je ne dirai pas que les animaux sont des parents
malchanceux, « des cousins qui n'ont pas réussi, »
mais ils méritent notre fraternelle sympathie et nous
devons chercher à leur éviter toute souffrance inuti-
le. Or, le chien est très nerveux et très émotif. Chez lui,
les syncopes chloroformiques sont fréquentes. Je dus
utiliser, selon une formule du laboratoire de Dastre,
l'injection sous la peau d'un mélange dosé de chloral,
de morphine et d'atropine, qui me donnait d'ailleurs un
sommeil profond, rapide et durable.

Je ne fus donc pas surpris d'apprendre plus tard qu'on
avait essayé chez l'homme une méthode analogue pour
remplacer le chloroforme. On injectait à une heure
d'intervalle trois centimètres cubes d'une solution de
scopolamine, alcaloïde extrait de la jusquiame, mélan-
gée à de la morphine. Ce procédé, originaire d'Allemagne, fut expérimenté à Paris par le professeur Terrier.

Par l'intermédiaire de mon frère alors interne de
Terrier, je pus obtenir tous les renseignements néces-
saires et tenter ainsi avec la scopolamine quelques

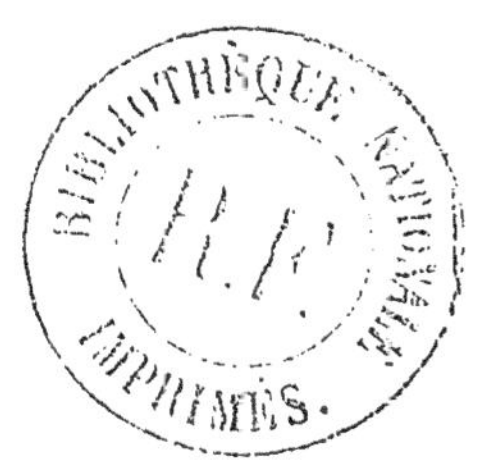

interventions, en particulier une cure radicale de hernie et une susure osseuse du péroné sur un malade de mon ami le D' Gérard.

Cette anesthésie a donné lieu à des accidents d'empoisonnement ; certains chirurgiens pourtant, et non des moindres, associent la scopolamine au chloroforme. D'autres remplacent la scopolamine par l'atropomorphine.

Je n'insisterai pas sur *l'anesthésie par la voie rectale*. On connait la puissance d'absorption de la muqueuse rectale et intestinale. On l'utilise en amenant à son contact, au moyen d'une canule, des vapeurs d'éther. Cette méthode aurait été ridiculisée par Molière, mais elle facilite toutes les interventions sur la face et la cavité buccale, en débarrassant le chirurgien du masque à chloroforme, et en le laissant seul maitre du champ opératoire. Imaginée en Russie par Pirogoff, elle a été préconisée encore tout récemment par son compatriote Krougiline. Les vapeurs d'éther sont malheureusement irritantes et déterminent des lésions de la muqueuse, pouvant occasionner parfois des ulcérations mortelles.

Leduc de Nantes, que nous avons entendu ici au moment du Congrès de l'Association pour l'Avancement des Sciences, a inventé l'anesthésie électrique. Cette anesthésie exige des appareils trop compliqués, pour être pratiquement utilisable.

De plus, pour le patient, elle ressemble un peu trop à l'électrocution employée en Amérique pour faire prompte justice des assassins.

ANESTHÉSIE LOCALISÉE

A côté de cette méthode des anesthésiques généraux qui imprègne tout l'organisme, qui supprime la conscience, la personnalité, et qui fait du malade une chose inerte, insensible, presque morte, il en est une autre, plus récente et p.us séduisante, l'anesthésie localisée et partielle.

A priori, n'est-ce pas excessif, disproportionné, irrationnel, de recourir toujours à l'anesthésie générale et totale, même pour une intervention qui demande seulement l'insensibilisation d'une petite partie du corps, d'une région bien localisée et circonscrite ? Pourquoi endormir l'organisme tout entier pour l'amputation du pied ou de la jambe ?

Ne doit-on pas chercher à limiter le plus possible cette anesthésie, à la restreindre à la région utile, à laisser toujours indemnes les centres nerveux supérieurs, et aussi ces précieux centres bulbaires qui président aux fonctions circulatoires et respiratoires ?

Cette considération devait petit à petit, après bien des années, après bien des travaux et bien des recherches, aboutir à la **rachianesthésie,** c'est-à-dire à l'anesthésie des racines des nerfs dans le canal vertébral ou canal du rachis.

On peut supprimer ou diminuer localement la sensibilité nerveuse par la réfrigération. C'est là un phénomène d'expérience courante en hiver, et ce procédé avait été employé depuis longtemps pour de petites interventions.

On utilisait soit les applications de sachets remplis de glace, soit la pulvérisation de liquides volatils comme l'éther, le chlorure d'éthyle, le chlorure de méthyle.

Un grand pas fut fait lors de l'introduction dans la pharmacopée d'un nouvel alcaloïde, la *cocaïne*, extrait des feuilles d'un arbre du Pérou, l'*érytroxylon coca*, et agissant spécialement sur les terminaisons des nerfs de la sensibilité.

Quelques gouttes d'une solution de cocaïne étaient instillées sur la conjonctive et l'œil se trouvait anesthésié. On pouvait sans douleur pratiquer des opérations même compliquées comme l'ablation de la cataracte ou l'iridectomie.

Pour les interventions cutanées, il fallait injecter dans et sous la peau la même solution à l'aide d'une seringue de Pravaz.

Mon maître Reclus se fit l'apôtre de cette méthode, et montra qu'avec cette anesthésie on pouvait exécuter un grand nombre d'interventions, à l'aide d'injections traçantes.

Schleicht, en Allemagne, publia sa méthode d'infiltration cocaïnique de toute la région opératoire.

Malheureusement, on ne pouvait dépasser une certaine dose de médicament, sinon la cocaïne, absorbée en quantité par la circulation, agissait aussi sur les centres nerveux centraux et produisait des syncopes mortelles.

Cette anesthésie locale paraissait donc bien limitée et bien insuffisante, tout en restant la méthode de choix quand elle était possible, car elle était beaucoup moins dangereuse que la chloroformisation.

Vers 1888, grâce au Danois Krogius, elle prit un nouvel essor.

En pratiquant sur un nerf l'injection de cocaïne, Krogius observa une anesthésie complète sur tout le territoire innervé par les branches de ce nerf. La région insensibilisée était déjà beaucoup plus étendue, et se prêtait à des opérations plus larges. Mais la grande difficulté était d'atteindre les nerfs avec l'aiguille de la seringue. Ces organes sont profonds, entourés de muscles, d'aponévroses, de tissu graisseux. Il est bien difficile de les toucher à coup sûr,

Il en est de même pour les artères, car on a songé aussi à insensibiliser un membre par l'injection de cocaïne dans le sang de l'artère nourricière de ce membre.

On aurait dû penser à aller atteindre les nerfs au niveau de leur origine. C'était logique et simple, mais il fallait encore quelques années, pour tirer cette déduction, et pratiquer cette tentative.

Les nerfs viennent des centres nerveux représentés par l'encéphale et la moëlle.

Il y a douze paires de nerfs crâniens naissant de l'encéphale, et trente et une paires de nerfs rachidiens, tirant leur origine de la moëlle épinière dans le canal vertébral. A ce niveau, ils sont entourés des trois méninges, ils baignent et ils flottent pour ainsi dire, dans un liquide clair, limpide, et analogue au sérum du sang, le liquide céphalo-rachidien.

On les croyait complètement inaccessibles. Nul n'avait cherché à les atteindre au fond de cette cavité osseuse, revêtue encore, par une couche épaisse de muscles et par les téguments.

En 1890, Quincke de Kiel, pour soulager des malades atteints de méningite cérébro-spinale, arrive à ponctionner les méninges et à évacuer quelques grammes de liquide céphalo-rachidien.

Quatre ans après, pour calmer une crise de sciatique rebelle, Corning de New-York, injecte dans le liquide céphalo-rachidien, une solution de cocaïne, dans l'espoir que ce médicament atteindra ainsi les racines du nerf, et produira sur elles son action bienfaisante.

En 1898, le professeur Bier qui était alors à Bonn, réalise d'une façon systématique l'anesthésie rachidienne. Il l'essaie de plus sur lui-même et sur son assistant Hildebrand.

Tuffier de Paris, vulgarise cette méthode en France. Notre confrère Guelliot, après avoir vu Tuffier, pratique le premier à Reims quelques *rachicocaïnisations* en 1900 et j'imite son exemple lorsque je le remplace dans son service pendant les vacances.

La cocaïne, malheureusement, est un poison assez toxique. On se trouvait placé entre ces deux alternatives : injecter une petite quantité, et avoir une analgésie insuffisante, ou bien une quantité plus forte et alors s'exposer à une intoxication.

Il fallait chercher autre chose. On eut recours à la chimie.

Les chimistes sont les rois du jour. Ils fabriquent de toutes pièces, toutes les imitations et toutes les contrefaçons. Tirer de l'infâme goudron de houille, une imitation de sucre, d'éclatantes couleurs, des parfums variés, faire du vin sans raisins, du beurre sans lait, de la cocaïne sans coca, ce n'est qu'un jeu pour eux. Et parfois leurs imitations sont supérieures au produit contrefait.

On créa et on lança les *eucaïnes*, l'*alypine*, la *tropococaïne*, la *novocaïne*, puis des mélanges de cocaïne avec adrénaline. On utilisa même, pour la rachianesthésie, le sulfate de magnésie, le vulgaire sulfate de magnésie, le bon sel de Sedlitz.

Ingéré en quantité dans l'estomac, il produit l'effet que tout le monde sait, mais injecté dans le liquide céphalo-rachidien, à la dose de quelques centigrammes, il détermine une anesthésie complète, et aussi, malheureusement, une dépression intense du système nerveux, allant parfois jusqu'à la syncope.

Enfin, il y a quatre ans, un jeune chimiste français très distingué, gendre du professeur Segond et petit-fils d'une femme célèbre dans les lettres et la politique, trouva un produit nouveau.

Ce jeune chimiste très distingué avait un nom qui l'était moins. Il s'appelait Fourneau. Comment baptiser son invention, cette nouvelle substance appelée à remplacer la cocaïne parce que, aussi anesthésique, elle était beaucoup moins toxique?

En général, on aime à donner son nom aux enfants de sa pensée, et aux créations de son intelligence. Il fallait donc appeler la nouvelle substance « fornaline » ou « fourneauïne ». Quelqu'un suggéra qu'en Anglais fourneau se traduit par « stowe ». Stowe sonne bien mieux que Fourneau.

Le nouveau produit fut appelé *stovaïne*. Naître avec un joli nom porte toujours bonheur en ce monde.

L'emploi de la *stovaïne* et quelques perfectionnements de technique ont tellement amélioré le procédé, qu'il s'est rapidement généralisé, et qu'il semble avoir conquis définitivement droit de cité dans la médecine opératoire.

Avec mon interne Blicqué j'ai présenté à la Société médicale de Reims une série de cent trente-deux *rachis-tovaïnisations* au 15 Mars 1908. Actuellement j'en ai réuni plus de deux cents.

Quelle est la technique opératoire? Pour un chirurgien expérimenté elle est très simple.

Il faut considérer l'ensemble de la cavité crânienne et du canal rachidien comme un même tube contenant les centres nerveux, lesquels baignent dans le liquide céphalo-rachidien.

La moëlle chez l'homme ne descend pas jusqu'au bas du canal, mais elle s'arrête à la seconde vertèbre lombaire. Au-dessous, on ne rencontre plus qu'un ensemble de nerfs appelé « queue de cheval » probablement parce qu'il ressemble à une nageoire de poisson.

Dans cette région, au-dessous de la deuxième vertèbre lombaire, avec une aiguille assez longue et bien aseptique, il faut pénétrer jusqu'à la nappe de liquide céphalo-rachidien.

Le malade étant courbé en deux, et arrondissant le dos, on cherche les points de repère et sous une apophyse épineuse, on pousse l'aiguille jusqu'à ce qu'on voit s'écouler un petit jet de sérosité claire comme de l'eau.

Il est préférable d'évacuer ainsi, avant l'injection, de six à dix centimètres cubes de liquide.

Puis, avec une seringue en verre aseptique, on aspire cinq, six ou sept centigrammes de stovaïne dans une solution lourde, hypertonique et tiède contenant 10 % de stovaïne. On ajoute la seringue à l'aiguille. A ce moment, on ne pousse pas le piston, on aspire du liquide céphalo-rachidien pour diluer la solution de stovaïne. Enfin, on pousse doucement le piston et on injecte l'anesthésique.

Il faut que la solution que nous avons choisie à dessein lourde et hypertonique, atteigne les nerfs qui innervent la région à opérer.

Tout d'abord on élève la tête du malade avec des coussins, pour éviter l'anesthésie du cerveau et des centres supérieurs.

Si nous voulons anesthésier les derniers nerfs, nerfs

de l'anus et du périnée, nous laissons le malade assis.

Si nous le couchons sur un côté, l'anesthésique imprègne particulièrement les nerfs du même côté, et nous employons cette position pour opérer une appendicite ou une hernie.

Sept ou huit minutes après l'injection, le temps de faire l'asepsie du champ opératoire, l'anesthésie est obtenue. Nous avons alors un malade qui cause et que l'on fait causer, qui aide au besoin le chirurgien. La partie sous-ombilicale seule du corps est inerte, paralysée et insensible.

L'anesthésie dure 30 à 45 minutes, puis la sensibilité réapparaît peu à peu. L'opération terminée, le malade ramené à son lit prend un cordial et lit son journal. Le plus souvent il ne ressent absolument aucun malaise, et ne doit payer par aucun trouble, aucune souffrance l'anesthésie de la matinée.

L'anesthésie rachidienne présente des avantages incontestables. Elle permet de placer le malade dans le décubitus ventral, ce qui facilite notablement certaines interventions, comme la dissection d'un anévrisme poplité ou une opération sur la colonne vertébrale.

Elle détermine une résolution musculaire des membres inférieurs, résolution complète, durable, persistante, sans intermittences, sans alternative de défense, comme on le voit dans l'anesthésie générale. Grâce à cette résolution complète, la réduction d'une luxation et d'une fracture devient singulièrement plus aisée qu'avec le chloroforme. Avec elle, pas de période d'excitation, pas d'agitation, aucune de ces pénibles luttes qu'il faut soutenir contre certains malades névropathes ou alcooliques.

Quel chirurgien n'a pas vu, au cours de la période
d'excitation qui précède le sommeil chloroformique, le
blessé atteint de fracture de jambe, soulevant brusquement son membre malade, malgré les efforts des aides,
et agitant sa jambe brisée comme le battant d'un
fléau sur son manche, au risque de déchirer les parties
molles et de transpercer les téguments.

Avec la rachistovaïne, le membre reste inerte et en
résolution jusqu'à la complète dessication de l'appareil
plâtré. Autre avantage, si l'on veut opérer la réduction
sous l'écran radioscopique, dans la chambre noire, on
peut rester dans l'obscurité la plus complète, ce qui
ne serait guère prudent avec la chloroformisation.

L'anesthésie rachidienne a été employée par nous
avec succès chez des malades très âgés, des prostatiques
de 70 à 80 ans, ayant un cœur altéré et de mauvais
poumons. Chez plusieurs de ces opérés, l'anesthésie
générale nous aurait paru trop dangereuse.

Ce qui rassure le chirurgien, c'est qu'il peut causer
au malade qui a conscience de ce qu'il éprouve ; c'est
qu'il peut, en l'interrogeant, prévoir et prévenir à
temps une faiblesse ou une syncope. Minute par
minute, il peut se rendre compte, par une simple
question, de l'état général du patient.

L'opérateur est moins inquiet ; il n'est pas obligé
de se priver de son meilleur aide pour lui confier
l'anesthésie. Cette économie d'un aide est parfois très
précieuse en province, à la campagne, quand le temps
presse et que les médecins sont éloignés.

Si le chirurgien est moins préoccupé, le malade lui
aussi trouve à cette méthode un grand avantage. Il
n'a pas l'angoisse de se sentir tomber dans un sommeil
dont parfois, il le sait, on ne se relève pas.

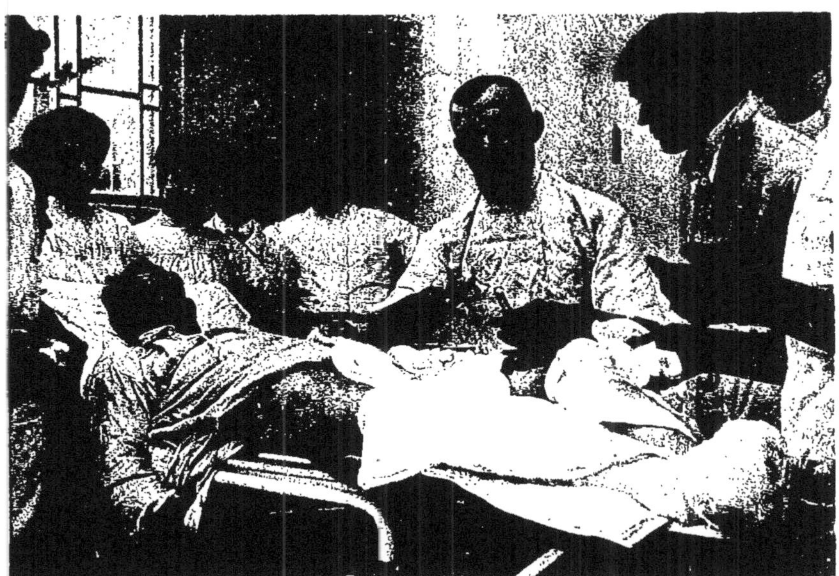

Ostéotomie sus condylienne du fémur pour genu vulgum

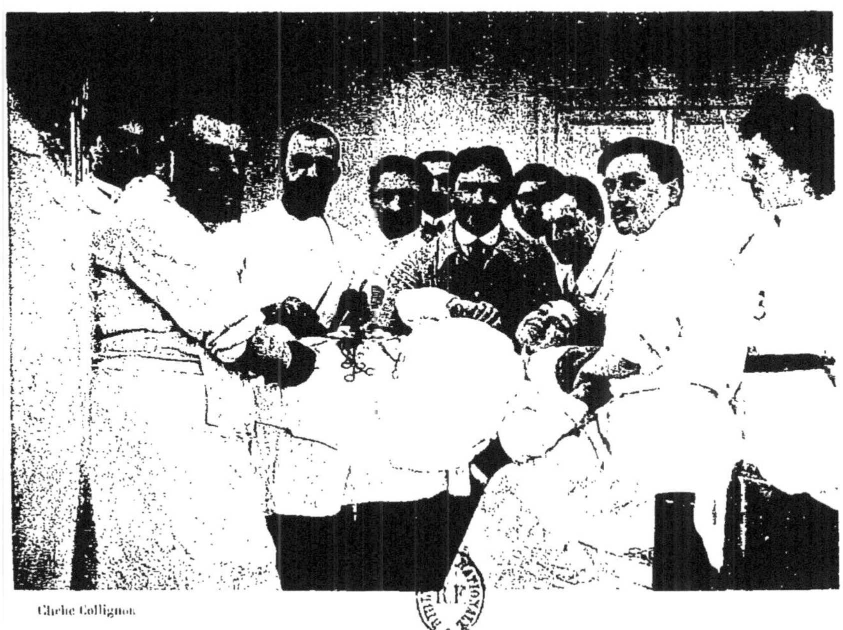

Ablation de l'appendice six semaines après une crise grave d'appendicite

L'anesthésie est plus rapide, moins pénible, elle n'est pas précédée d'excitation, elle n'est pas suivie, comme l'anesthésie générale, de cette intoxication, de cet embarras gastrique avec vomissements, si pénible pour les opérés, et qui dure parfois plusieurs jours.

Dans mon service d'Hôpital, où les malades, couchés l'un près de l'autre dans la même salle, peuvent échanger mutuellement leurs impressions, la rachistovaïnisation obtient de préférence tous les suffrages.

Des instantanés, dus à mon élève et ami Collignon, montrent que l'opération n'est plus cette scène redoutable et angoissante que seuls pouvaient supporter autrefois, ceux dont le cœur était bardé d'un triple airain.

Le plus souvent, les malades, au cours de l'intervention, causent avec les assistants. Réconfortés et rassurés, ils renaissent à la confiance et oublient vite les préoccupations de l'heure présente.

Le chirurgien voit leur visage assombri s'illuminer bientôt du sourire de l'espoir et de la reconnaissance. Ce sourire est pour lui la première et la plus douce récompense.

REIMS. — LUCIEN MONCE, IMPRIMEUR DE L'ACADÉMIE, RUE CHANZY, 75.

9 782013 598163